BEI GRIN MACHT SICH IHR WISSEN BEZAHLT

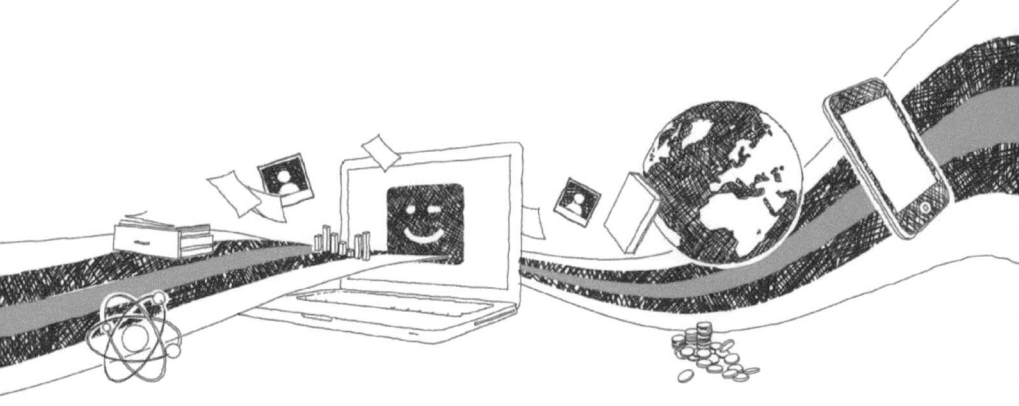

- Wir veröffentlichen Ihre Hausarbeit, Bachelor- und Masterarbeit

- Ihr eigenes eBook und Buch - weltweit in allen wichtigen Shops

- Verdienen Sie an jedem Verkauf

Jetzt bei www.GRIN.com hochladen und kostenlos publizieren

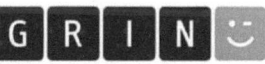

Stefan Wiedemann

Case Management in der Entwicklung. Stand und Perspektiven einzelner Leistungsbereiche des Gesundheitswesens

GRIN Verlag

Bibliografische Information der Deutschen Nationalbibliothek:

Die Deutsche Bibliothek verzeichnet diese Publikation in der Deutschen National-
bibliografie; detaillierte bibliografische Daten sind im Internet über http://dnb.d-
nb.de/ abrufbar.

Impressum:

Copyright © 2014 GRIN Verlag GmbH
Druck und Bindung: Books on Demand GmbH, Norderstedt Germany
ISBN: 978-3-656-83061-0

Dieses Buch bei GRIN:

http://www.grin.com/de/e-book/283479/case-management-in-der-entwicklung-
stand-und-perspektiven-einzelner-leistungsbereiche

GRIN - Your knowledge has value

Der GRIN Verlag publiziert seit 1998 wissenschaftliche Arbeiten von Studenten, Hochschullehrern und anderen Akademikern als eBook und gedrucktes Buch. Die Verlagswebsite www.grin.com ist die ideale Plattform zur Veröffentlichung von Hausarbeiten, Abschlussarbeiten, wissenschaftlichen Aufsätzen, Dissertationen und Fachbüchern.

Besuchen Sie uns im Internet:

http://www.grin.com/

http://www.facebook.com/grincom

http://www.twitter.com/grin_com

Hausarbeit

Case Management

Case Management in der Entwicklung – Eine
Analyse zum Stand und den Perspektiven einzelner
Leistungsbereiche des Gesundheitswesens

Modulteilprüfung: Gesundheitswirtschaft

SRH FernHochschule Riedlingen

Fach: Angebotsstrukturen im Gesundheitswesen

Studiengang: Gesundheitsmanagement

Stefan Wiedemann

Inhaltsverzeichnis

Seite

1. Einleitung

Durch das steigende Risiko werden immer mehr Menschen aus dem Arbeitsmarkt verdrängt weil ihre Leistungsfähigkeit aufgrund vielfälltiger Probleme abnimmt. Wo setzt Case Management hier an? Krankheitsbedingte Menschen wollen meist eine rasche Rückkehr an ihren Arbeitsplatz, dazu brauchen sie aber häufig eine Begleitung. Case Management ermöglicht Ihnen bei psychosozialen oder krankheitsbedingten Schwierigkeiten eine prozessorientierte Begleitung zur Wiedereingliederung in die Arbeitswelt. Nebst den positiven sozialpolitischen Folgen ist Case Management dadurch auch volkswirtschaftlich ein Gewinn. Arbeitnehmende, die sich trotz Problemen unterstützt und wertgeschätzt fühlen, tragen mehr zum Erfolg eines Unternehmens bei als wenn Sie mit ihren Problemen alleingelassen werden und dadurch erkranken.

1.1. Problemstellung

Case Management wird wenig einheitlich verstanden, findet in unterschiedlichen Handlungsfeldern statt und setzt auf unterschiedlichen Ebenen an. Diese Gründe führen zu einem unübersichtlichen, uneinheitlichen und unbefriedigenden Stand der Forschung zu Case Management.[1] Beeinflusst werden Ergebnisse und deren Wirkungen im Case Management durch Ausgangsprobleme durch die komplexe Fallsituation, dem Vorgehen im Prozess und den Rahmenbedingungen als problembezogene und strukturelle Einflussfaktoren.

1.2. Methodisches Vorgehen

Diese Arbeit enthält vorallem qualitative Daten die aus Institutionen im Gesundheitswesen wie z.B. Netzwerk Case Management Schweiz, Schweizerischer Berufsverband der Pflegefachfrauen (SBK) sowie die Forschungslage und die gewonnenen Erkenntnisse zu Case Management sind. In der Schweiz existieren Fallbeispiele zu Case Management aber wissenschaftliche Studien mit aussagekräftigen Endpunkten fehlen dazu. Der Fokus der Arbeit soll anhand eines Beispiels eines Akut-Spitals aus der Schweiz aufschlüssig die erforderlichen Voraussetzungen, die bestehenden

---

[1] Vgl. Schmid, Schu, 2006

Anforderungen und die gemachten Erfahrungen dargelegen. Dabei wird in der Entwicklung der Praxis- und Ausbildungsstandards das Notwendige und Erreichte einer kritischen Reflektion unterzogen.

1.3. Aufbau der Arbeit

Zuerst soll erläutert werden was unter einem Case Management und insbesondere einem entwickeltem Case Management zu verstehen ist. Im Hauptteil der Hausarbeit wird im Kapitel 3 Case Management anhand eines Beispiels eines Akutstationären Krankenhauses dargelegt. Die erforderlichen Voraussetzungen und bestehenden Anforderungen stelle ich den gemachten Erfahrungen mit Case Management im Spitalumfeld dar. Im Kapitel 4 wird das Notwendige und das Erreichte in der Entwicklung der Praxis- und Ausbildungsstandards hinterfragt. An dieser Stelle bringe auch ich meine persönliche Einschätzung zur kritischen Reflektion ein. Abschliessend folgt eine Zusammenfassung sowie ein Ausblick des Case Managements in der Schweiz.

2. Definition Case Management

2.1. Entstehung Case Management

Das Konzept des Case Management ist im Arbeitsumfeld US-amerikanischer Sozialdienste bereits in den 1970er Jahren entstanden.[2] Für die Entwicklung und Implementierung eines systematischen Case Management werden als Rahmenbedingungen vor allem die zahlreichen Wohlfahrtsprogramme der nicht sinkenden Zahl an Bedürftigen die verstärkt Druck auf die Sozialdienste ausübten. Dies insbesondere um die Wirksamkeit nachzuweisen, dass auf dem sozialen Gebiet die neoliberale des „mehr Markt und weniger Staat" nicht schaden könne.[3] Die Geburtsstunde des Case Management ist aber für die US-amerikanische Hilfelandschaft typische Spezialisierung und Fragmentierung[4] der einzelnen sozialen Dienste, die sich ohne koordinierenden „human link"[5]nicht mehr in der Lage waren eine umfassende Hilfe zu gewährleisten um effektive und effiziente Angebote des Hilfenetzes auszunutzen. Dies führte zur Einrichtung von Case Management um den Klienten durch den gesamten

---

[2] Vgl. Ewers, 1996, S. 19
[3] Vgl. Wendt, 1991, S. 14
[4] Vgl. Hansen, 2005, S. 19
[5] Vgl. Hansen, 2005, S.19

Verlauf des Hilfeprozesses (vertikal) durch das Feld der Hilfeanbieter (horizontal) begleiten zu können.[6]

Nach einer Definition der "Case Management Society of America" (CMSA) beschreibt Case Management einen "kollaborativen Prozess der Bewertung, Planung, Hilfestellung und Rechtsvertretung" (assessment, planning, facilititation, and advocacy) von Patienten mit dem Ziel, "die gesundheitlichen Bedürfnisse eines Individuums durch Kommunikation und Bereitstellung von Ressourcen zu erfüllen und qualitativ hochwertige, kostengünstige Behandlungserfolge zu sichern."[7] Innerhalb Europas gelten als Vorreiter bei der Einführung von Case Management-Modellen vor allem die Niederlande und die Schweiz.[8]

2.2. Das entwickelte Case Management

Das entwickelte Case Management ist die Anleitung und Begleitung eines Patienten in seiner Krankheit. Es ist darauf ausgerichtet, dem Patienten Zeit- und kostensparend durch die Diagnostik und Therapie seiner Erkrankung zu führen. Dabei wird dem Patienten das Gefühl der Sicherheit und Transparenz über die Abläufe der Behandlung vermittelt. Das Case Management ist eine Spezialdisziplin des Patientencoachings, das weitreichender wirkt und umfassender agieren muss. Wird beim Coaching mehr auf die Aktivierung der individuellen Kräfte der Selbsthilfe und des Selbstmanagement gesetzt, steht beim Case Management die Lotsenfunktion entlang konkreter und genau definierter Behandlungsprozesse im Vordergrund. In der Seefahrt bedeutet die Lotsenrolle eine vorübergehende Übernahme der Kapitänsrolle auf einer bestimmten Strecke. Auf das Gesundheitswesen adaptiert, handelt es sich um eine zeitlich begrenzte Führungsfunktion. Zwischen Sektoren und Organisationen werden Schnittstellen geschaffen, die sich in der Regel an Behandlungsanlässen und –zielen sowie Behandlungsleitlinien orientieren. Dies umfasst das Berufsbild der Case Managerin, die genau diese Prozessabläufe optimiert die zur besseren Planung und Betreuung des Patienten führt, und

---

[6] Vgl. Hansen, 2005, S.20
[7] Case Management Society of America, Stichwort: Definition Case Management, URL: http://www.cmsa.org/Home/CMSA/WhatisaCaseManager/tabid/224/Default.aspx, (12.09.14)
[8] Vgl. Schrauth, 2012, S. 30

nicht zu letzt zu Kosteneinsparungen im Gesundheitswesen beitragen.[9]

Das Case Management kennt eine Reihe zentraler Grundpositionen, dabei steht an *erster Stelle* der Case an sich wo es in diesem Zusammenhang immer um einen individuellen Antrag auf Hilfe geht. Der Kontext, in dem sich der Antrag des Klienten befindet, wird einer genauen Prüfung unterzogen, sowohl im Hinblick auf das Entstehen von Bedürfnissen nach Hilfe als auch auf Möglichkeiten, welche er bietet, um diese Bedüfnisse zu befriedigen. *Zweitens* geht es um das Management und deren Aspekte wie die der Regelung und Koordination aufgrund von Kooperationsvereinbarungen und Organisation der erforderlichen Hilfe- und Dienstleistungen. Ein *dritter* wichtiger Ausgangspunkt ist, dass das Case Management den ganzen Ablauf von der Anfrage bis zum Angebot umfasst. Der *vierte* Punkt schliesst sich daran an, der anzeigt, dass Case Management sich auf eine komplexe Problematik oder Kontinuitätsproblematik zu beschränken hat.[10]

Auf das Krankenhaus übertragen, verfolgt das Case Management die Zielsetzung, den Betreuungsprozess der Patienten stärker patientenzentriert auszurichten. Gleichzeitig sollen Eintritts-, Aufenthalts- und Übertrittsprozesse verbessert werden. Dies bedingt eine interprofessionelle Vernetzung, d.h. nicht nur die spitalinternen Prozesse sondern auch die nötige Nachbetreuung des Patienten bei Austritt durch Patienten/Patientinnen Betreuung oder Pflege bei ihnen zu Hause. Gegenwärtig bestehen sogenannte „Kreuzvereine" (=Gemeindepflege) oder der Familienhilfe die solche Dienstleistungen anbieten. Dabei ist es entscheidend was der Klient/Klientin möchte, die Nachfrage von Klientenseite steht also im Mittelpunkt und nicht das Einrichtungsangebot.

Im stationären Sektor ist Case Management mehr oder weniger mit einem klinischen Prozessmangement identisch.[11] Dieses ist bei einem Gesundheitszentrum als integral wahrzunehmenden medizinischen Versorgungsauftrag erst über professionelle Domänen und dann auch über die Hospitalgrenzen hinaus wirksam. Durch den interdisziplinären Ansatz muss

---

[9] Vgl. Schmid, E. , Weatherly, J.N., Meyer-Lutterloh, K., Seiler, R.; Patientencoaching, Gesundheitscoaching, Case Mangement: Methoden im Gesundheitsmanagement von Morgen. 2008. S. 1-8.
[10] Vgl. Willems, 1991b
[11] Vgl. Greiling, 2004

5

Case Management zentral in eine Linienstruktur eingebunden sein, da die Zuordnung nicht in die klassischen Säulen, ärztlicher Bereich, Pflege oder Verwaltung passt. Nebst den Case Managerinnen umfasst dies die Patientenaufnahme inkl. administrativer Aufnahme, den medizinischen Schreibdienst sowie den Sozialdienst.[12]

3. Case Management im Akut-Krankenhaus

3.1. Präambel zum Beispiel „Case Management im Akut-Krankenhaus"

Exemplarisch dargelegt sind die Prämissen des Case Managements anhand des akutstationären Zentrumskrankenhauses Baden, Schweiz[13]. Als Oberziel verfolgt auch dieses Spital mit Case Management eine Senkung der Verweildauer auf der stationären Versorgung zu erreichen, auf die im Kapitel „gemachte Erfahrungen" näher eingangen wird. Dazu anzumerken ist, dass die pauschalisierte Finanzierung der Krankenhausaufenthalte in der ganzen Schweiz erst seit Januar 2012 eingeführt wurde.[14]

3.2. Erforderliche Voraussetzungen

Seit gut 10 Jahren reorganisiert und gestaltet Case Management in der Schweiz patientenbezogen die Kernversorgungsprozesse im Krankenhaus. Massgebend für die Begleitung durch eine Case Managerin[15] im Akut-Krankenhaus sind komplexe Patientensituationen, wie z.B. das Management von kritisch oder chronisch kranken Patienten. Diese werden als Patientengruppen erfasst, z.B. Patienten mit koronaren Herzkrankheiten, Herzinsuffizienz, Hirnschlag, Krebs, Rheuma, Epilepsie, Diabetes, Rheuma, Psychiatrische Erkrankungen, Altersfrakturen, Demenz, chronisch kranke Kinder oder geriatrische Patienten.[16] Qualifizierte Pflegefachpersonen spielen im Akutspital bei der Entwicklung und Implementierung von Case Management eine entscheidende Rolle. Dabei leisten die Case Managerinnen einen

5

[12] Vgl. Roppelt, 2004, S.588
[13] Vgl. Bäbler, B., Bischofberger, I.: Case Management im Akutkrankenhaus – Vom Forschungsprojekt zum Dienstleistungsangebot. Case Management, 11(1), 2014, S. 49-53.
[14] Vgl. Bundesamt für Statistik, Stichwort: pauschalisierte Finanzierung Krankenhausaufenthalte Schweiz 2012, URL: http://www.bfs.admin.ch/bfs/portal/de/tools/search.html (23.9.14)
[15] Die weibliche Form gilt für Personen beider Geschlechter
[16] Vgl. Kim, Soeken, 2005

wichtigen Beitrag zur Gewährleistung der Versorgungsqualität im Hinblick auf einen nahtlosen Übergang nach der akutstationären Behandlung. Der Patient und die Versorgungsprozesse stellen den Ausgangspunkt des Case Managements. Managementprozesse und – strukturen als auch die allfälligen Leistungsprozesse und –strukturen der sekundären und tertiären Dienstleistungen werden notwendigerweise reorganisiert um die Kernprozesse ohne Schnittstellenprobleme und Reibungsverluste umzusetzen. Case Management Einführung hat immer Konsequenzen bei der Reorganisation für die Aufgabenverteilung innerhalb der Krankenhausorganisation. In der Prozesskette führt Case Management zu einer Aufgabenneuverteilung. Die Weisungsbefugnis um die Versorgung des Patienten orientiert sich dabei immer an den notwendigen Qualifikationen und an der abgeleiteten Aufgabenverteilung zwischen den involvierten Berufsgruppen. Was muss die Organisation bereithalten um diese Leistungsprozesse zu unterstützen? Eine hohe Kooperationsbereitschaft und –fähigkeit von allen an der Behandlung des Patienten beteiligten Mitarbeitern, fachabteilungs-, berufsgruppen- und hierarchieübergreifend.[17] Prozessverantwortliche sind zu benennen, damit die Prozess- und Kommunikationsstörungen vermieden und die Schnittstellen gemanagt werden können. Für diese Aufgabe sind Pflegekräfte mit ihrer spezifischen Case Management Kompetenzen und –fähigkeiten prädestiniert. Wieso ist die Pflege dafür prädestiniert?

> ➢ Pflege hat längst die Steuerung der Behandlungsprozesse „ihrer" Patienten und Belegungsmanagement für die Station – soweit ohne offizielle Befugnisse geht – übernommen
> ➢ Pflege bildet Schnittstellen zu allen Berufsgruppen die am Behandlungsprozess des Patienten beteiligt sind (Physiotherapie, Funktionsbereiche, Küche, Verwaltung)
> ➢ Pflege stellt Versorgungsprozesse des Patienten von der Aufnahme bis zur Entlassung sicher (einschliesslich der nicht-medizinischen Sekundärprozesse) unter Berücksichtigung der Patientenbedürfnisse
> ➢ Pflege ist medizinisch ausreichend qualifiziert um Entlassungszeitpunkt für ein Case Management Patienten durch den behandelnden Arzt erneut zu überprüfen ggf. zu korrigieren

---

[17] Vgl. Dahlgaard, Stameyer, 2006

➢ Steuerung im Case Management i.d.R. nur von der Pflege und nicht – was derzeit auch diskutiert wird- von Ärzten ausgeführt wird

➢ Pflege steht 24 Std. in Patientenkontakt und sichert so die bestmögliche Patientenbetreuung und –orientierung.

Die Prozessverantwortung übernimmt die Case Managerin. In ihrer Funktion hat sie die notwendigen Befugnisse und Kompetenzen innerhalb der Krankenhausorganisation um auf den jeweiligen Prozess einwirken zu können. Entscheidend für das Gelingen einer interdisziplinären Zusammenarbeit im Case Management ist dabei die „funktionale, komplementäre Arbeitsteilung auf der Grundlage eines gemeinsamen Verständnisses von patientenorientiertem Handeln mit klaren Absprachen und verbindlichen Regelungen".[18]Dabei stellt Case Management kein Eingreifen in die ärztliche Therapiefreiheit, sondern stellt transparent die Versorgungsabläufe fest.

3.3. Bestehende Anforderungen

Die Krankenhausbetriebsleitung von Baden hatte zu erkennen und zu entscheiden, welche Probleme in der Versorgung und der Schnittstellenkoordination mit Case Management zu lösen sind. Diese Problemstellung, die es zu bearbeiten galt, sind detailliert analysiert und in der Projektgruppe bearbeitet worden. Dabei wurde geklärt mit welcher Zeitplanung (einschliesslich einer Fortschrittskontrolle) Case Management für welche Krankheitsfälle entwickelt und eingeführt wurde. Das zentrale Case Management wurde als Stabstelle direkt der Pflegedirektion unterstellt. Die Mitarbeiter fungieren als direkte Ansprechpartner für alle am Case Management beteiligten Mitarbeiter. Die betrieblichen Kontakte hatte die Leitung Case Management mit den umliegenden häuslichen Pflegediensten sowie einem grossen Ärztenetzwerk systematisch aufgebaut. Um die Austrittsplanung zu sichern wurde der Kontakt mit den austretenden Patient(inn)en innerhalb der ersten 24 Stunden sichergestellt. Desweiteren wurden die vereinbarten Termine während fünf poststationären Tagen überwacht. Damit wurde das Austrittsmanagement entscheidend verbessert. Das Case Mangement wurde der Krankenhausleitung direkt unterstellt. Damit wird sichergestellt, dass der Wirkungsgrad in der Organisation am effizientesten über alle Abteilungen

---

[18] Vgl. Dahlgaard u. Stratmeyer 2004:636

hinweg ist. Welche Unterstützungsmassnahmen für den Erhalt der Arbeits- und Leistungsfähigkeit oder die Rückkehr an den Arbeitsplatz im Rahmen des Betrieblichen Case Management notwendig sind, variieren von Fall zu Fall. In vielen Unternehmen bildet Case Management für die erkrankte oder verunfallte Person eine konzeptuelle Grundlage zur Rückkehrbegleitung an ihren bisherigen oder an einen neuen Arbeitsplatz.[19] Basierend auf Beobachtungen und Erfahrungsberichten können drei Grundmodelle in der Praxis für die Umsetzung von Betrieblichem Eingliederungsmanagement unterschieden werden, die je nach den Organisationsmodellen variieren[20]:

> Betriebliches Eingliederungsmanagement mit interner Fachstelle
> Betriebliches Eingliederungsmanagement mit externen Anbietern
> Betriebliches Eingliederungsmanagement mit Versicherungspartnern

Die pauschalisierte Finanzierung von Krankenhausaufenthalten in der Schweiz wurde im Januar 2012 flächendeckend eingeführt. Seither haben manche stationäre Leistungserbringer die Patientenprozesse laufend verbessert. Die innerbetrieblichen, transmuralen und postakuten Prozesse wurden daraufhin so aufeinander abgestimmt und dabei die Kommunikation zwischen vor- und nachsorgenden Institutionen zu fördern. Case Management wurde seit Beginn gezielt mit budgetären und personellen Massnahmen gefördert und in das betriebliche Qualitätsmanagement integriert.[21] Die Case Managerinnen planen die Patientenaufnahme über die Stationsabläufe hinweg den Versorgungsprozess der ausgewählten Case Management Patienten bis hin zur Entlassung. Gemeinsam mit dem Sozialdienst koordinieren Sie den Kontakt der am Prozess beteiligten Leistungserbringer, den externen Kooperationspartnern. Diese sind die direkte Anlaufstelle für die Patienten und Angehörigen. Die Zusammenarbeit mit dem Sozialdienst wird dabei gross geschrieben, denn das Oberziel ist, Fehlbelegungen zu verhindern oder zu verringern. Der Sozialdienst ist der „Anwalt der Patienten" und hat sich vielfach zum verlängerten Arm in der Zusammenarbeit mit den Case Managerinnen herausgestellt.

---

[19] Wermuth, Woodtly, 2008, S.15
[20] Schmidt, Kessler, 2009
[21] Kantonsspital Baden, 2012a. Jahresbericht. Baden: KSB. Stichwort: Jahresbericht
Kantonsspital Baden 2013, URL: www.ksb.ch/jahresbericht , (20.9.14)

Der Patient durchläuft nach dem Case Management Programm schematisch gesehen 6 Kerninhalte:

Umfassende Assessments für die Einschätzung des physischen, psychologischen und sozialen Status des Patienten und Erfassung seines Familiensystems

Edukation des Patienten und seiner Angehörigen

Koordination und Planung der multidisziplinären Zusammenarbeit mit den Dienstleistern

Austrittsplanung innerhalb 24 Stunden nach Eintritt des Patienten

Koordination von Dienstleistungen zur Sicherstellung der ununterbrochenen nachstationären Versorgung

Monitoring der vereinbarten Dienstleistungen, um deren Eignung fortlaufend zu prüfen[22]

Abbildung 1: Case Management Programm (eigene Darstellung)

---

[22] Vgl. Kim, Soeken, 2005

10

3.4. Gemachte Erfahrungen

Durch das Case Management wurde eine Kontinuität der Ansprechpersonen für Patienten und Angehörige sowie für die internen und externen Leistungserbringer erreicht. Trotzdem sind immer mehr chronisch kranke Patient(inn)en mit therapieintensiven Krankheitsverläufen während klinischen Krisen hospitalisiert, allerdings bei kürzerer durchschnittlicher Aufenthaltsdauer.[23] Das Ziel ist eine lückenlose Nachbetreuung der Case Management Patienten nach der Stabilisierung des Gesundheitszustandes um eine möglichst geringe Zahl von Rehospitalisationen zu erreichen. [24] Hierfür sind drei Faktoren verantwortlich:

> Verschiebung zu immer mehr ambulanten Operationen und Therapien, dadurch erhöhter Anteil der komplexen stationären Versorgungspatienten

> Zunahme der Behandlungen von sehr vulnerablen Personen, v.a. ganz junge oder alte Personen, wo einen Krankenhausaufenthalt notwendig machen und umfangreiche Ein- und Austrittsprozedere erfordern

> Rehospitalisationen im Rahmen des selben Falles sind unter dem heutigen Finanzierungsregime betriebswirtschaftlich ungünstig

Der Ansatz des Case Managements ist, hier koordinative und edukative Verbesserungsmassnahmen zu stützen um dem betriebswirtschaftlichen Gesichtspunkt Rechnung zu tragen. Als Oberziel sank seit 2008 die Verweildauer von 6,8 Tagen[25]auf 5,8 Tage in 2012. Bei den stationären Patienten der Chirurgie und Inneren Medizin liegt die durchschnittliche Bettenbelegung zwischen 80 und 92%[26]. Ebenfalls wurden Grundlagen erarbeitet, die sich an der systematischen und multidimensionalen Austrittsplanung mittels der Case Management Methodik orientieren.[27] Integriert wurde die Funktion einer Care Managerin. Diese nimmt nicht nur Aufgaben im Bereich des Case Mangement war, sondern kümmert sich auch durch ihre

[23] Vgl. Saltmann, Duran, Dubois, 2011
[24] Vgl. Strunin, Stone, Jack, 2007
[25] Berechnungsgrundlage Verweildauer: analog SWISS DRG
[26] Kantonsspital Baden, 2012b, S. 4
[27] Vgl. Ewers, 2005

transmuralen Prozesse um die Versorgungsverbesserungen in der Nachbetreuung.

3.4.1. Patientenbeispiel Case Management

Als Fallbeispiel nennen wir eine onkologische Schmerzpatientin nach einer Tumorresektion der linken Brust, wo die Care Managerin ihr Augenmerk vor allem auf die Kontinuität der neuen Schmerzmedikation zu Hause richtet. Die Patientin versteht nicht auf Anhieb, dass sie dank des neuen Dossierungsschemas deutlich weniger Schmerzen hat. Hier wirkt die Care Managerin klärend und erläutert, dass die Patientin durch vorbeugende Massnahmen unterwünschte Arzneimittelnebenwirkungen vermeiden kann, welche durch die Schmerzmedikamente auftreten. Um die lückenlose Weiterversorgung zu Hause sicherzustellen, involviert die Care Managerin ebenfalls den Hausarzt, mit dem Ziel, seine Sichtweise bei der Austrittsplanung einzubeziehen. Andererseits hat die Patientin nun die Möglichkeit direkte Unterstützung von der Arztpraxis zu erhalten, z.b. Richten eines Tablettendispensers durch die medizinische Praxisassistentin. Diese Massnahme sollte dazu führen, dass die Patientin nicht mehr täglich die Hausarztpraxis aufsuchen muss. Die Care Managerin verpflichtet sich für die Koordination, Organisation und den Informationstransfer aller beteiligten Berufsgruppen: intern den Stations- und Oberarzt, das Pflegeteam, den Schmerzdienst sowie der Onkologe. Neben dem Hausarzt war auch die Apotheke, die als externe Partnerorganisation der Patientin die neu benötigten Medikamente bereitstellte. Diese stellte für die Patientin die verordneten Medikamente in drei Tagesdosen in individuell hergestellten Blistern zur Verfügung um so die Einnahme zu vereinfachen. Der häusliche Pfegedienst übernimmt nebst der Patientenpflege auch die Koordination der Einnahme. Die Patientin beanspruchte für die Heimkehr nach Hause einen Patientenfahrdienst, welcher durch die Care Managerin organisiert wurde. Bei der Patientin kam es bei der Umsetzung des angestrebten Austrittzeitpunktes, bedingt durch somatische Reaktionen, zweimal zu kurzfristigen Verschiebungen, welche eine

Kette von Umdisponierung nötig machten. Dank der Intervention der Case Mangenerin konnte ein erneuter Verbleib im Spital über das Wochenende vermieden werden.[28]

Diese Fähigkeiten, die zu einer guten Arbeitsbeziehung zwischen Patient(inn), Care Managerin und Gesundheitsfachleuten führen, werden auch international als wichtige Erfolgsfaktoren der Versorgungskoordination verstanden.[29] Die direkte Zusammenarbeit des Spitals Baden mit dem Hausärztenetzwerk, den häuslichen Pflegediensten sowie den lokalen Sozialberatungsstellen sind ein garant für eine nachhaltige Betreuung der Case Management Patienten.

4. Case Management – Eine kritische Reflektion

4.1. Das Notwendige und das Erreichte

Kritische Einwände zu Case Management treten aufgrund der vorwiegend positiven Rezeption eher in den Hintergrund[30]. An dieser Stelle sind dazu kritische Anmerkungen kurz aufgeführt.

Der aus dem englisch übernommene Begriff „Case Management" ist nach deutscher Übersetzung (Fallmanagement) missverständlich, da nicht der Einzelfall, sondern eine problematische Gesamtsituation behandelt wird.[31] Daraus kann ein Hinweis auf Gestalt- und Strukturlosigkeit stecken, weil unterschiedliche Akteure im Sozial- und Gesundheitssystem das Case Management für eigene Zwecke anwenden und entsprechend anpassen. Es kann zu einer Verwässerung der Strukturen und Begrifflichkeiten kommen.[32]

Für die Praxisstandards des Case Managements haben sich die „Qualitätsstandards für das Fallmanagement"[33] etabliert und wurden auch vom Schweizer Netzwerk Case Management übernommen. Darin geht es vor allem um die erforderlichen Qualifikationen und Kompetenzen der Case Managerin[34].

---

[28] Fiktives Patientenbeispiel
[29] Vgl. Peikes, 2009
[30] Vgl. Hansen, 2005, S. 107-125
[31] Vgl. Hansen, 2005, S. 107
[32] Vgl. Ewers, Schaeffer, 2005, S. 53
[33] Vgl. Deutscher Verein für öffentliche und private Fürsorge (Hg): Qualitätsstandards für das Fallmanagement. Empfehlungen des Deutschen Vereins, 2004.
URL:www.deutscherverein.de/stellungsnahmen/200403%20%28Maerz%202004%29/20040301
/view, (2.10.14).
[34] Aus Gründen der Lesbarkeit wird durchgängig die männliche Form gewählt

Die Ausbildungs- und Weiterbildungsstandards sollen das Vertrauen in Case Management Angebote bei den entsprechenden Patienten fördern und für die Krankenkassen und deren Kostenträger nach verlässlichen Qualitätskriterien einzuordnen sein.

Das Netzwerk Case Management Schweiz bietet seit 2009 eine Zertifizierung von Organisationen, die Case Management anwenden, an. Dabei sollen Qualitätskriterien und Überprüfungsindikatoren unter ethischen Orientierungspunkten eingehalten werden.[35] Unter strengen Auflagen der Schweizerischen Vereinigung für Qualitäts- und Management-Systeme (SQS) werden die Zertifikate vergeben.[36] Dadurch sind die Institutionen, wie z.b. Krankenkassen, selbst in der Lage, ihre Mitarbeiter nach der Absolvierung von Weiterbildungen zum zertifizierten Case Manager ausbilden zu lassen. In Deutschland nimmt nach Löcherbach (2005) die Deutsche Gesellschaft für Care und Case Management (DGCC) Zertifizierungen bei Ausbildungsinstituten des Case Managements vor.[37] Auch hier nennen sich die Absolventen zertifizierte Case Manager (DGCC). Mittlerweile kann man in Deutschland an verschiedenen Fachhochschulen den Master-Studiengang in Case Management absolvieren.

Die Schaffung bester Voraussetzungen für eine erfolgreiche Einführung von Case Management, wie dies am Beispiel des akutstationären Zentrumskrankenhauses Baden dargelegt wurde, hängt ebenfalls davon ab, dass sich die Mitarbeiter dem Thema nicht entgegensetzen. Aus Sicht der Ärzte wird als häufigstes Argument gegen die Implementierung von Case Mangement die **Einengung ihrer Therapiefreiheit** genannt. Die Pflegefachkräfte wiederum fühlen sich durch die neuen Aufgaben der **Prozessverantwortung** **überfordert.** Zu den notwendigen Voraussetzungen gehört es, die Mitarbeiter rechtzeitig zu involvieren und am Prozess zu beteiligen. Zeitnahe Information

---

[35] Vgl. Netzwerk Case Management Schweiz. Stichwort: Praxisstandards Case Management Schweiz, URL: http://www.netzwerk-cm.ch/sites/default/files/uploads/fachliche_standards_netzwerk_cm_-_version_1_0_-_definitiv_0.pdf, (2.10.14)
[36] Qualitäts- und Management-Systeme (SQS), Schweiz. Stichwort: Zertifizierung Case Management Schweiz, URL: http://www.sqs.ch/de/Leistungsangebot/Produkte/Labels/Case-Management/L.CASE/, (2.10.14)
[37] Vgl. FH Zentralschweiz: Case Management in Deutschschweizer Sozialversicherungen, Stichwort: Case Management Praxisstandards Schweiz, URL: http://edoc.zhbluzern.ch/hslu/sa/ba/2009_ba_Koller-Wolanin-Wolfisberg.pdf, S. 34 ,(2.10.14)

zur Entwicklung und Implementierung von Case Mangement soll durch entsprechende Kommunikation zu mehr nachhaltiger Akzeptanz führen. Dem Akutkrankenhaus Baden stehen dazu verschiedene Kommunikationsmittel, wie z. B. Teamsitzungen, Intranet oder Beiträge in der Mitarbeiterzeitung. Auf die Fragen und Bedenken der involvierten Mitarbeiter soll sofort eingegangen werden können, um Missverständnisse und Bedenken auszuräumen. Die Implementierung von Case Management ist wie beschrieben eine strategische Entscheidung, damit verbunden sind erhebliche Herausforderungen hinsichtlich der Organisationsstruktur und Unternehmenskultur als komplexe Organisation. Im Vordergrund steht das Verfolgen des medizinischen Ziels, das Monitoring dessen während des gesamten Aufenthalts und die frühzeitige Sensibilisierung der Patienten und Angehörigen auf den Austritt. Oftmals gehen wertvolle Spitaltage verloren, indem für polymorbide Patienten zu spät geeignete Anschlusslösungen wie z.b. die häusliche Pflegeversorgung durch den Pflegedienst gesucht werden, was zu finanziellen Einbussen führt. Die Erfahrung zeigt, dass Case Management im Akutspital für die beteiligte Dienste eine Entlastung darstellt und den gesamten Prozess wenn möglich und sinnvoll beschleunigt. Anhaltspunkte sind regrediente Rehospitalisationszahlen (Planung von nachhaltigen Lösungen) und die gleichbleibende durchschnittliche Aufenthaltsdauer der Patienten, trotz der immer grösseren Anzahl an hospitalisierten Patienten.

Dank einer guten Koordination der involvierten Personen und Stellen können durch ein professionelles Case Management auch Kosten eingespart werden, wie im Beispiel dargelegt, kam es zu einer kürzeren Verweildauer auf der stationären Abteilung des Akutkrankenhauses in Baden. Erste Priorität sollte aber die Integration der Arbeitnehmenden sein, die mit unterschiedlichen Problemen zu kämpfen haben. Dies führt indirekt auch zu Einsparungen für die Sozialversicherungen. Dazu muss eine versicherungsmedizinische Arbeitsunfähigkeit ausgewiesen und eine Wiedereingliederung möglich sein. Dazu sollten auch die Unternehmen bereit sein, den Weg zur Wiedereingliederung zu gehen. In ergonomischen Bereichen verbesserte Arbeitsbedingungen sowie Pensumsreduktionen sind die Hauptbestandesteile der Voraussetzungen.

15

Werden durch Case Management die Kosten nur verlagert? Als Hauptargument wird den Kostensenkungen im Spitalbetrieb die hohen Personalkosten bei den Krankenkassen, die durch Case Management verursacht werden sowie bei den Patientenbehandlungen kaum Kosten einspart, auch bei Hochkostenfällen nicht. Viele dieser Patienten haben bereits Krankheiten in einem fortgeschrittenen Stadium, die nur noch sehr begrenzt beeinflussbar sind.[38]Laut einer Literaturanalyse des US-amerikanischen Departement of Veterans Affairs können bei Case Management nur dort Wirksamkeit nachgewiesen werden, wo es sich eigentlich um Desease Management handelt.[39] Im Gegensatz zum Case Management stehen beim Desease Management nicht multible und kostenintensive Einzelfälle im Zentrum, sondern die chronischen Krankheitsbilder, wo die therapeutische Versorgung der potentiellen und bereits erkrankten Patienten zu beeinflussen sind.[40]

Eine internationale Literaturrecherche konnte keine Evidenz für die Wirksamkeit und Effizienzsteigerungen durch Case Management nachweisen. Weshalb sind in der Praxis diese negativen Ergebnisse, wenn das theoretische Modell mehr verspricht? Im Schweizer Gesundheitswesen versuchen vor allem die Krankenkassen Case Management zu betreiben. Aufgrund des schweizerischen Datenschutzgesetzes dürfen die Krankenkassen offiziell keine Kenntnis über die Diagnosen von Patienten haben, dadurch fehlen die umfassenden Informationen zur Steuerung. Selbst wenn der Vertrauensarzt der Krankenversicherung Diagnosen in Erfahrung bringt und bei medizinischen Behandlungen beraten kann, sind dies nur einzelne Interaktionen. Für ein grossflächiges Case Management reicht das Instrument des Vertrauensarztes nicht aus. Viele Patienten haben zudem keine Vertrauensbasis zu den Case Managerinnen der Krankenkassen die schlussendlich die Kosten tragen müssen. Damit fehlt dem funktionierenden Case Management infolge fehlenden Daten und der Akzeptanz wichtige Grundlagen, was auch in der Literatur bezüglich Wirksamkeit von Case Management angezweifelt wird.[41]

---

[38] Vgl. Weber, 2005
[39] Vgl. Ashton, 2005
[40] Vgl. Sommer, Biersack, 2005
[41] Wirtschaftswissenschaftliches Zentrum der Universität Basel, Stichwort: Uni Basel Case Management,Vertrauensarzt.URL:https://wwz.unibas.ch/fileadmin/wwz/redaktion/Forum/Forsch ungsberichte/2007/04_07.pdf, (1.10.14)

Auf das Beispiel des dargelegten Akutstationären Krankenhauses zurückzukommen, konnte sehr wohl gezeigt werden, dass die Aufenthaltsdauer und die Wiedereintrittsrate gesenkt werden konnte. In einer Meta-Analyse mit 12 Studien zu spitalbasiertem Case Management konnte keine statistisch signifikante Reduktion der Spitalaufenthaltsdauer über die Gesamtstudienlage nachgewiesen werden. [42] Dafür war die Reduktion der Spitalaufenthaltsdauer bei den Case Management Patienten mit einer chronischen Herzinsuffizienz signifikant, die ebenfalls eine Reduktion der Wiedereintrittsrate von 6% zeigten. Dies lässt die Vermutung offen, dass nicht alle Patienten gleich von Case Management profitieren und dass wiederum die Komplexizität eines jeden einzelnen Case Management Patienten eine wichtige Rolle dabei spielt.

5. Fazit und Ausblick

Wie in allen anderen Ländern hat auch die Schweiz mit steigenden Gesundheitskosten zu kämpfen. Einerseits hat dies mit der immer älter werdenden Bevölkerung und der damit verbundenen medizinischen Behandlungen zu tun, andererseits auch mit einer Zunahme von vielen Grunderkrankungen wie Diabetes, Multiple Sklerose, Herzinsuffizienz und Alzheimer. Für diese chronischen Krankheitsfälle, die nota bene als Hochkostenfälle anzusehen sind, kümmern sich die Case Managerinnen. Diese betreuen die kostenintensiven Fälle, optimieren Behandlungen um schlussendlich den Krankenkassen Kosten einzusparen.

Bei den Gesundheitsausgaben nimmt die Schweiz im europäischen Vergleich eine Spitzenposition ein. Im Jahr 2012 betrugen die Gesamtausgaben insgesamt 68 Milliarden Schweizer Franken und damit 5.3 Prozent mehr als im Vorjahr. Im Verhältnis zum Bruttoinlandprodukt stiegen im Jahr 2012 die Gesundheitsausgaben von 11 auf 11.5 Prozent an. [43]

Rund 20% der Erkrankten mit den höchsten Kosten verursachen 70% der Gesamtkosten, wovon die Konzentration bei den Spitalkosten noch höher ist. Als Ursache sind wie bereits genannt, die chronischen sowie zunehmend multimorbiden Patienten, die mehrere Diagnosen aufweisen und komplexe

---

[42] Vgl. Kim, Soeken, 2005
[43] Bundesamt für Statistik, Stichwort: Gesundheitskosten 2014 Schweiz, URL: http://www.bfs.admin.ch/bfs/portal/de/index/themen/14/01/new/nip_detail.html?gnpID=2014-095, (1.10.14)

Krankheitsverläufe aufweisen. Um die erhofften Effizienzvorteile von Case Management nachzuweisen sind weitere Analysen nötig. Dabei muss geklärt werden, bei welchen Fällen Case Management oder beim Desease Management erfolgreich angewendet wird und welche damit verbundenen Gesundheitskosten damit eingespart werden können. Weitere Fragestellung betreffen die direkten Kosten des Case Management. Es ist zu klären, welche Kosten durch den Aufbau und das Betreiben von Case Management bei den Krankenkassen verursacht werden und welche Wirtschaftskontrollen dazu bestehen.[44]

---

[44] Universität Basel, Stichwort: Uni Basel Case Management Vertrauensarzt, URL: https://forschdb2.unibas.ch/inf2/rm_projects/object_view.php?r=140410, (1.10.14)

Literaturverzeichnis

Ashton, C.M.: Hospital Use and Survival among Veterans Affairs Beneficiaries. In: New England Journal of Medicine, 349; 17, S. 1637-1646, 2003.

Bäbler, B., Bischofberger, I.: Case Management im Akutkrankenhaus – Vom Forschungsprojekt zum Dienstleistungsangebot. Case Management, 11(1), 2014, S. 49-53.

Greiling, M. (Hrsg.): Pfade durch das klinische Prozessmanagement. Methodik und aktuelle Diskussionen. Kohlhammer, Stuttgart, 2004.

Dahlgaard K., Stratmeyer, P.: Kooperatives Prozessmanagement im Krankenhaus. Struktur- und Leitungsorganisation. Band 3, Luchterhand: Wolters Kluwer Deutschland GmbH, Neuwied, Köln, München, 2006 (b)

Dahlgaard K., Statmeyer, P.: Kooperatives Prozessmanagement im Krankenhaus, in: das Krankenhaus 8/2004.

Ewers, M.: Das anglo-amerikanische Case Management: Konzeptionelle und methodische Grundlagen (pp.53-90). In: Ewers, M. & Schaeffer, D. (Hrsg). Case Management in Theorie und Praxis. Bern: Hans Huber, 2005.

Ewers, M.: Case Management: Anglo-amerikanische Konzepte und ihre Anwendbarkeit im Rhamen der bundesdeutschen Krankenversorgung. Veröffentlichungsreihe der Arbeitsgruppe Public Health. Wissenschaftszentrum Berlin für Sozialforschung, Berlin, September 1996.

Ewers, M., Schaeffer, D . (Hrsg.): Case Management in Theorie und Praxis, 2. Auflage, Bern

Hansen, E.: Das Case/Care Management. Anmerkungen zu einer importierten Methode. In: Neue Praxis, 35. Jg. Heft 2., 2005.

Kantonsspital Baden AG: Qualitätsbericht. Baden: KSB, 2012b.

Kim, Y. J., Soeken, K. L.: A Meta-Analysis oft he Effect of Hospital-Based Case Management on Hospital Length-of-Stay and Readmission. Nursing Rearch 54 (4) S.255-264, 2005.

Peikes, D., Chen, A., Schore, J., Brown, R.: Effects of care coordination on hospitalisation, quality care, and health care expenditures among Medicare beneficiaries – 15 randomized trials. Journal oft he American Medical Association, 301(6), 2009. S. 603-618

Roppelt, Ch.: Das Ziel: Komplette Systemsteuerung. Erfahrungen der Frankenwaldklinik Kronach mit Case Management. In: ku Krankenhaus Umschau, 73. 7, 2004. S. 586-590

Saltman, R.B., Duran, A., Dubois, H.F.W. (Eds.): Governing public hospitals: Reform stategies and the movement towards institutional autonomy. Copenhagen: World Health Organisation Europe on behalf of the European Observatory on Health Systems and Policies, 2011.

Schmid, E. , Weatherly, J.N., Meyer-Lutterloh, K., Seiler, R.: Patientencoaching, Gesundheitscoaching, Case Mangement: Methoden im Gesundheitsmanagement von Morgen. Medizinisch Wissenschaftliche Verlagsgesellschaft, Berlin, 2008. S. 1-8.

Schmid, M., Schu, M.: Forschung zu Case Management: Stand und Perspektiven. In: Wendt, W.R., Löcherbach, P (Hrsg.): Case Management in der Entwicklung. Stand und Perspektiven in der Praxis. Heidelberg (Economica), 2006.

Schmidt, H., Kessler, S.: Eingliederungsmanagement unter Führung des Arbeitsgebers – eine schweizerische Bestandsaufnahme. Case Management – Sonderheft Beschäftigungsförderung, 2009.

Schrauth, M.: Case Management meets Pierre Bourdieu: Eine kritische Untersuchung, Hamburg, Diplomica Verlag GmbH, 2012.

Sommer, J.H., Biersack, O.: Vorstudie Hochkostenfälle in der Krankenversicherung; Eine Untersuchung im Auftrag des BAG, 2005.

Strunin, L., Stone, M., Jack, B.: Understanding rehospitalization risk: can hospital discharge be modified to reduce recurrent hospitalization? Journal of Hospital Medicine, 2, S. 297-304.

Weber, A.: Case und Desease Management im Ärztenetz. Managed Care, 3, S. 8.-11, 2005.

Wendt, W.R. (Hrsg.): Unterstützung fallweise. Case Management in der Sozialarbeit. Lambertus, Freiburg im Breisgau.

Wermuth, E., Woodtly, R.: Klärung des Begriffs Disability Management und die Rolle der Sozialen Arbeit. In Sozial Aktuell, 2, Schwerpunkt Disability Management, 2008, S.14-18.

Willems, A.P.: Casemanagement: een theoretische beschouwing. In: Studiedagverslag <<Zorg zonder grenzen. Over casemanagement, theorie in praktijk>>. Gelders Instituut voor Welzijn en Gezondheid, 1.11.1191b.

Internetquellen

Bundesamt für Statistik, Stichwort: pauschalisierte Finanzierung Krankenhausaufenthalte Schweiz 2012, URL: http://www.bfs.admin.ch/bfs/portal/de/tools/search.html , (23.9.14)

Bundesamt für Statistik, Stichwort: Gesundheitskosten 2014 Schweiz, URL: http://www.bfs.admin.ch/bfs/portal/de/index/themen/14/01/new/nip_detail.html?g npID=2014-095, (1.10.14)

Case Management Society of America, Stichwort: Definition Case Management, URL: http://www.cmsa.org/home/CMSA/WhatisaCaseManager/tabid/224/Default.asp x, (12.09.14)

Deutscher Verein für öffentliche und private Fürsorge (Hg): Qualitätsstandards für das Fallmanagement. Empfehlungen des Deutschen Vereins, 2004. URL:www.deutscherverein.de/stellungsnahmen/200403%20%28Maerz%20200 4%29/20040301/view, (2.10.14)

FH Zentralschweiz: Case Management in Deutschschweizer Sozialversicherungen, Stichwort: Case Management Praxisstandards Schweiz, URL: http://edoc.zhbluzern.ch/hslu/sa/ba/2009_ba_Koller-Wolanin-Wolfisberg.pdf, S. 34, (2.10.14).
Kantonsspital Baden, 2012a. Jahresbericht. Baden: KSB. Stichwort: Jahresbericht Kantonsspital Baden 2013, URL: www.ksb.ch/jahresbericht , (20.9.14)

Netzwerk Case Management Schweiz. Stichwort: Praxisstandards Case Management Schweiz, URL: http://www.netzwerk-cm.ch/sites/default/files/uploads/fachliche_standards_netzwerk_cm_-_version_1_0_-_definitiv_0.pdf, (2.10.14)

Qualitäts- und Management-Systeme (SQS), Schweiz. Stichwort: Zertifizierung Case Management Schweiz, URL: http://www.sqs.ch/de/Leistungsangebot/Produkte/Labels/Case-Management/L.CASE/, (2.10.14)

Universität Basel, Stichwort: Uni Basel Case Management Vertrauensarzt, URL: https://forschdb2.unibas.ch/inf2/rm_projects/object_view.php?r=140410, (1.10.14)

Wirtschaftswissenschaftliches Zentrum der Universität Basel, Stichwort: UniBaselCaseManagement,Vertrauensarzt.URL:https://wwz.unibas.ch/fileadmin /wwz/redaktion/Forum/Forschungsberichte/2007/04_07.pdf, (1.10.14)

Abbildungsverzeichnis

Abbildung 1: Case Management Programm (eigene Darstellung)

Abbkürzungsverzeichnis

CMSA   Case Management Society of America

DGCC   Deutsche Gesellschaft für Care und Case Management

SBK   Schweizerischer Berufsverband der Pflegefachfrauen

SQS   Schweizerische Vereinigung für Qualitäts- und Management Systeme